# Ernährungs-
## Symptom-Tagebuch

Der Inhalt dieses Buches ersetzt keine Ernährungsberatung und keine medizinische Beratung. Das Ernährungs-Symptomtagebuch dient der Information und der strukturierten Aufzeichnung und Erfassung von Beschwerden, die durch Nahrungsmittel ausgelöst werden. Vor Beginn der Aufzeichnungen sollte bei Beschwerden ärztlicher oder ernährungsmedizinischer Rat eingeholt werden, sofern dies noch nicht geschehen ist.

PROFESSOR DR. MARTIN STORR

# Ernährungs-
## Symptom-Tagebuch

Zum Aufzeichnen und Zuordnen von Beschwerden bei Lebensmittelallergien, Unverträglichkeiten, Nahrungsmittelintoleranzen, Reizmagen, Colitis, Reizdarm, Morbus Crohn und Leaky Gut

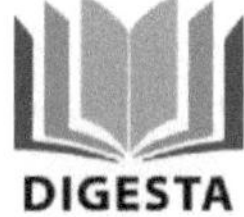
DIGESTA

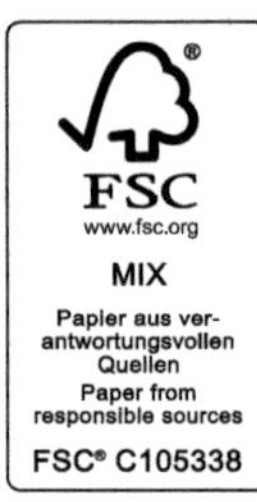


**Bibliografische Information der Deutschen Nationalbibliothek:**
Die Deutsche Nationalbibliothek verzeichnet diese Publikation in der Deutschen Nationalbibliographie; detaillierte bibliographische Daten sind im Internet über http://dnb.dnb.de abrufbar.

1. Auflage 2021



Umschlaggestaltung: Pierre Sick, München

Abbildungen Umschlag:
© valery121283 – Fotolia.com (Collection of fresh fruits and vegetables, Red fish);
Guy Waterval (https://commons.wikimedia.org/wiki/File:Camembert_suisse2.JPG), isolated,
https://creativecommons.org/licenses/by-sa/4.0/legalcode;
Fritzs (https://commons.wikimedia.org/wiki/File:Essene_Bread_70pct_Rye_Sproud_30pct_Spelt_cut.JPG),
„Essene Bread 70pct Rye Sproud 30pct Spelt cut", isolated,
https://creativecommons.org/licenses/by-sa/3.0/legalcode

Abbildungen Seite 8: © Constanze Storr

Herstellung und Verlag: BoD - Books on Demand, Norderstedt
Printed in Germany
Dieses Buch wurde im On-Demand-Verfahren hergestellt
ISBN: 978-3-753-425306

## Inhaltsverzeichnis

## Einführung / Anwendungshinweise

Viele auf den Darm bezogene Beschwerden wie zum Beispiel Bauchschmerzen, Krämpfe, Durchfall und Verstopfung und nicht auf den Darm bezogene Beschwerden wie zum Beispiel Kopfschmerzen, Leistungsknick, Abgeschlagenheit, tränende Augen, Hautprobleme und andere Symptome lassen sich auf die Ernährung oder einzelne Nahrungsmittel zurückführen.

Diese Beschwerden können bei verschiedenen Erkrankungen verstärkt auftreten, können aber auch ohne eine nachweisbare Erkrankung in Erscheinung treten.

Das Erkennen solcher Beschwerden-verursachenden Nahrungsmittel ist oft sehr schwierig, da wir im Tagesverlauf mehrere Nahrungsmittel zu uns nehmen.

Ernährungs-Fachgesellschaften und medizinische Fachgesellschaften raten bei unklaren Beschwerden ein professionelles Ernährungs-Symptomtagebuch zu führen, das Nahrungsmittel mit Menge und Zubereitungsart, Symptome, Symptomstärke und das Aussehen des Stuhlgangs (Durchfall, weich, normal, hart, keiner) erfasst.

Dadurch wird erkennbar, ob einzelne Nahrungsmittel oder einzelne Nahrungsmittelbestandteile Beschwerden auslösen oder verstärken.

Naheliegend ist ein Zusammenhang wenn ein Nahrungsmittel nicht einmalig oder gelegentlich, sondern immer wieder ähnliche Beschwerden auslöst.

Tragen Sie die Lebensmittel, die Sie gut vertragen, die Sie nicht gut vertragen oder die Sie abwechselnd gut/nicht gut vertragen, in die extra Listen in der zweiten Hälfte des Tagebuchs ein.

Diese Listen helfen Ihnen dann Lebensmittel und Mengen zu erkennen, die gut oder nicht gut vertragen werden.

Das Tagebuch ist von der Größe so gehalten, dass Sie es immer begleiten kann. Es ist wichtig, dass Sie ihr Tagebuch immer dabei haben, damit alle wichtigen Informationen und Mahlzeiten notiert werden können, genau dann wenn die Symptome auftreten.

Im hinteren Teil dieses Buches finden Sie ergänzend Tabellen mit Lebensmitteln, die bei einzelnen Intoleranzen häufig, aber nicht immer, schlecht vertragen werden und die Ihnen helfen sollen, Intoleranzen gegenüber bestimmten Leitsubstanzen zu erkennen. Diese hier mit Vorschlagslisten gewürdigten Leitsubstanzen sind:

Laktose – Fruktose – Sorbit - Trehalose

Fruktane/Fruktooligosaccharide

Galaktane/Galaktooligosaccharide

Gluten

Histamin – Salizylate - biogene Amine – Pseudoallergene (Mastzellen)

Wenn Sie bei sich eine Intoleranz gegenüber diesen Leitsubstanzen vermuten, können Sie dies mit den vorgeschlagenen Lebensmitteln genauer eingrenzen.

Bei Intoleranzen die nicht gegen einzelne Lebensmittel sondern gegenüber Leitsubstanzen bestehen, ist es hilfreich die Aufzeichnungen mit einem Arzt oder Ernährungsberater zu besprechen, der die Muster hinter den Lebensmitteln und den Symptomen fachlich besser erkennen kann.

Bei Anmerkungen oder Anregungen wenden sie sich bitte per e-Mail an das Digesta Team (digesta@gmx.de).

# Bristol-Stuhlformen Skala (BSS)

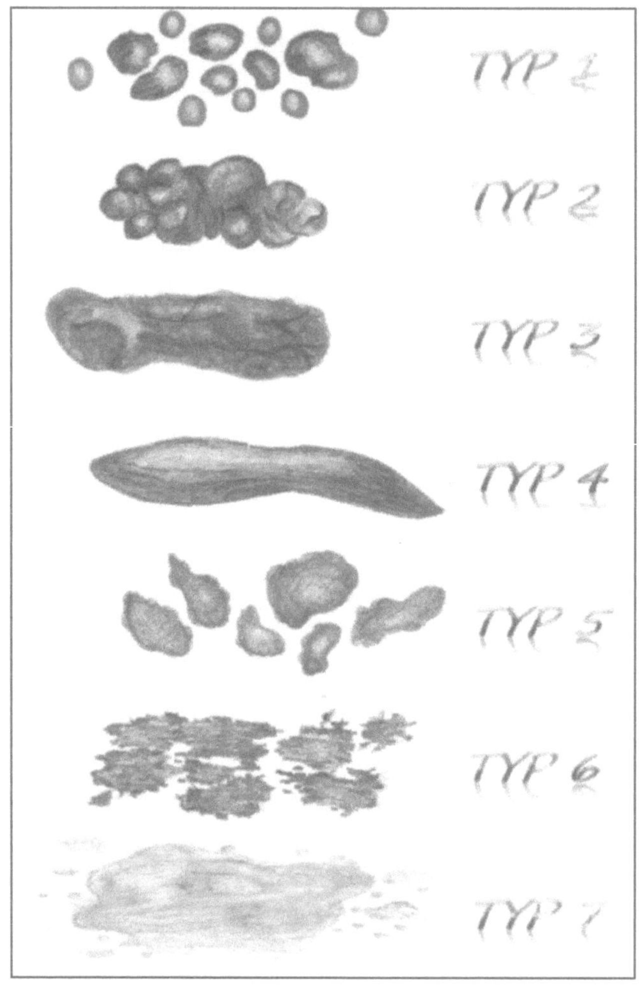


Die BSS hilft Ihnen bei der Aufzeichnung Ihres Stuhlgangs.

Typ 1: einzelne feste Kügelchen

Typ 2: wurstartig, klumpig

Typ 3: wurstartig, rissige Oberfläche

Typ 4: wurstartig, glatte Oberfläche

Typ 5: einzelne, weiche Klümpchen

Typ 6: weich, breiig

Typ 7: flüssig

Datum: *01.01.2017*



| Zeit | Nahrungsmittel, Getränke & Naschereien incl. Menge, Zubereitung (roh, gedünstet, gekocht, gebraten, aufgewärmt, geschält), Gewürzen und bei Fertigprodukten die Zutaten. Medikamente, Vitaminpräparate, Nahrungsergänzungsmittel, Probiotika. | Beschwerden<br>welche, wann, Dauer, Schweregrad von 0 (keine) – 10 (sehr stark), Stuhlgang | Stärke |
|---|---|---|---|
| 6:45 | Schwarzer Tee mit Milch (200 ml) | | 0 |
| 7:00 | Joghurt natur 150 g (Marke) + 1 Teelöffel Erdbeermarmelade (Marke) | 7:45 Stuhlgang (weich, Typ 6) | 3 |
| | Toast (Vollkorn) 1 Scheibe (Marke) | | 0 |
| | Salami, 2 Scheiben (Putensalami, Marke) | | 0 |
| 11:15 | Kaugummi (Marke, enthält Sorbit/ und Isomalt) 3 Stück | | |
| 12:30 | | Blähungen | 9 |
| 13:00 | Karotten, gedünstet (200 g) | | 0 |
| 16:10 | Probiotikum (Name) 2 Kapseln | | 0 |
| 16:15 | Tomate (ca 100g) - Mozzarella (ca .100 g) | keine Probleme | 0 |
| 18:00 | Weizenbier, Alsterbräu (trüb, ½ L) | Krämpfe | 8 |
| 19:45 | | Durchfall (Typ 7) | 7 |
| 19:55 | Gurke, geschält (100 g) | | 0 |
| | | | |
| | | | |
| | | | |
| | | | |
| | | | |
| | | | |
| | | | |

Lebensmittel die Beschwerden verursachen

| Lebensmittel | Beschwerden | Stuhlgang |
|---|---|---|
| Weizenbier, Alsterbräu | Krämpfe | Durchfall (Typ 7) |
| Kaugummi (Sorbit?) | Blähungen | |
| | | |
| | | |

Sonstiges: Aktivitäten, Sport, Stress, Tierkontakt, Rauchen, sonstige Belastungen

Yoga von 15-16 Uhr

Datum: ____________________ Ernährungs-Symptomtagebuch

| Zeit | Nahrungsmittel, Getränke & Naschereien incl. Menge, Zubereitung (roh, gedünstet, gekocht, gebraten, aufgewärmt, geschält), Gewürzen und bei Fertigprodukten die Zutaten. Medikamente, Vitaminpräparate, Nahrungsergänzungsmittel, Probiotika. | Beschwerden<br>welche, wann, Dauer, Schweregrad von 0 (keine) – 10 (sehr stark), Stuhlgang | Stärke |
|---|---|---|---|
| | | | |
| | | | |
| | | | |
| | | | |
| | | | |
| | | | |
| | | | |
| | | | |
| | | | |
| | | | |
| | | | |
| | | | |
| | | | |
| | | | |
| | | | |
| | | | |
| | | | |
| | | | |
| | | | |

Lebensmittel die Beschwerden verursachen

| Lebensmittel | Beschwerden | Stuhlgang |
|---|---|---|
| | | |
| | | |
| | | |
| | | |

Sonstiges: Aktivitäten, Sport, Stress, Tierkontakt, Rauchen, sonstige Belastungen

Datum: ____________________ Ernährungs-Symptomtagebuch

| Zeit | Nahrungsmittel, Getränke & Naschereien incl. Menge, Zubereitung (roh, gedünstet, gekocht, gebraten, aufgewärmt, geschält), Gewürzen und bei Fertigprodukten die Zutaten. Medikamente, Vitaminpräparate, Nahrungsergänzungsmittel, Probiotika. | Beschwerden<br>welche, wann, Dauer, Schweregrad von 0 (keine) – 10 (sehr stark), Stuhlgang | Stärke |
|---|---|---|---|
| | | | |
| | | | |
| | | | |
| | | | |
| | | | |
| | | | |
| | | | |
| | | | |
| | | | |
| | | | |
| | | | |
| | | | |
| | | | |
| | | | |
| | | | |
| | | | |
| | | | |
| | | | |
| | | | |

Lebensmittel die Beschwerden verursachen

| Lebensmittel | Beschwerden | Stuhlgang |
|---|---|---|
| | | |
| | | |
| | | |
| | | |

Sonstiges: Aktivitäten, Sport, Stress, Tierkontakt, Rauchen, sonstige Belastungen

Datum: ____________________ Ernährungs-Symptomtagebuch

| Zeit | Nahrungsmittel, Getränke & Naschereien incl. Menge, Zubereitung (roh, gedünstet, gekocht, gebraten, aufgewärmt, geschält), Gewürzen und bei Fertigprodukten die Zutaten. Medikamente, Vitaminpräparate, Nahrungsergänzungsmittel, Probiotika. | Beschwerden<br>welche, wann, Dauer, Schweregrad von 0 (keine) – 10 (sehr stark), Stuhlgang | Stärke |
|---|---|---|---|
| | | | |
| | | | |
| | | | |
| | | | |
| | | | |
| | | | |
| | | | |
| | | | |
| | | | |
| | | | |
| | | | |
| | | | |
| | | | |
| | | | |
| | | | |
| | | | |
| | | | |
| | | | |
| | | | |

Lebensmittel die Beschwerden verursachen

| Lebensmittel | Beschwerden | Stuhlgang |
|---|---|---|
| | | |
| | | |
| | | |
| | | |

Sonstiges: Aktivitäten, Sport, Stress, Tierkontakt, Rauchen, sonstige Belastungen

Datum: ____________________ Ernährungs-Symptomtagebuch

| Zeit | Nahrungsmittel, Getränke & Naschereien incl. Menge, Zubereitung (roh, gedünstet, gekocht, gebraten, aufgewärmt, geschält), Gewürzen und bei Fertigprodukten die Zutaten. Medikamente, Vitaminpräparate, Nahrungsergänzungsmittel, Probiotika. | Beschwerden | |
|---|---|---|---|
| | | welche, wann, Dauer, Schweregrad von 0 (keine) – 10 (sehr stark), Stuhlgang | Stärke |
| | | | |
| | | | |
| | | | |
| | | | |
| | | | |
| | | | |
| | | | |
| | | | |
| | | | |
| | | | |
| | | | |
| | | | |
| | | | |
| | | | |
| | | | |
| | | | |
| | | | |
| | | | |
| | | | |

| Lebensmittel die Beschwerden verursachen | | |
|---|---|---|
| Lebensmittel | Beschwerden | Stuhlgang |
| | | |
| | | |
| | | |
| | | |

| Sonstiges: Aktivitäten, Sport, Stress, Tierkontakt, Rauchen, sonstige Belastungen |
|---|
| |

Datum: ____________________ Ernährungs-Symptomtagebuch

| Zeit | Nahrungsmittel, Getränke & Naschereien incl. Menge, Zubereitung (roh, gedünstet, gekocht, gebraten, aufgewärmt, geschält), Gewürzen und bei Fertigprodukten die Zutaten. Medikamente, Vitaminpräparate, Nahrungsergänzungsmittel, Probiotika. | Beschwerden<br>welche, wann, Dauer, Schweregrad von 0 (keine) – 10 (sehr stark), Stuhlgang | Stärke |
|---|---|---|---|
| | | | |
| | | | |
| | | | |
| | | | |
| | | | |
| | | | |
| | | | |
| | | | |
| | | | |
| | | | |
| | | | |
| | | | |
| | | | |
| | | | |
| | | | |
| | | | |
| | | | |
| | | | |
| | | | |

| Lebensmittel die Beschwerden verursachen | | |
|---|---|---|
| Lebensmittel | Beschwerden | Stuhlgang |
| | | |
| | | |
| | | |
| | | |

Sonstiges: Aktivitäten, Sport, Stress, Tierkontakt, Rauchen, sonstige Belastungen

Datum: ____________________



| Zeit | Nahrungsmittel, Getränke & Naschereien incl. Menge, Zubereitung (roh, gedünstet, gekocht, gebraten, aufgewärmt, geschält), Gewürzen und bei Fertigprodukten die Zutaten. Medikamente, Vitaminpräparate, Nahrungsergänzungsmittel, Probiotika. | Beschwerden | |
|---|---|---|---|
| | | welche, wann, Dauer, Schweregrad von 0 (keine) – 10 (sehr stark), Stuhlgang | Stärke |
| | | | |
| | | | |
| | | | |
| | | | |
| | | | |
| | | | |
| | | | |
| | | | |
| | | | |
| | | | |
| | | | |
| | | | |
| | | | |
| | | | |
| | | | |
| | | | |
| | | | |
| | | | |
| | | | |

| Lebensmittel die Beschwerden verursachen | | |
|---|---|---|
| Lebensmittel | Beschwerden | Stuhlgang |
| | | |
| | | |
| | | |
| | | |

| Sonstiges: Aktivitäten, Sport, Stress, Tierkontakt, Rauchen, sonstige Belastungen |
|---|
| |

Datum: ____________________ Ernährungs-Symptomtagebuch

| Zeit | Nahrungsmittel, Getränke & Naschereien incl. Menge, Zubereitung (roh, gedünstet, gekocht, gebraten, aufgewärmt, geschält), Gewürzen und bei Fertigprodukten die Zutaten. Medikamente, Vitaminpräparate, Nahrungsergänzungsmittel, Probiotika. | Beschwerden | |
|---|---|---|---|
| | | welche, wann, Dauer, Schweregrad von 0 (keine) – 10 (sehr stark), Stuhlgang | Stärke |
| | | | |
| | | | |
| | | | |
| | | | |
| | | | |
| | | | |
| | | | |
| | | | |
| | | | |
| | | | |
| | | | |
| | | | |
| | | | |
| | | | |
| | | | |
| | | | |
| | | | |
| | | | |
| | | | |

| Lebensmittel die Beschwerden verursachen | | |
|---|---|---|
| Lebensmittel | Beschwerden | Stuhlgang |
| | | |
| | | |
| | | |
| | | |

| Sonstiges: Aktivitäten, Sport, Stress, Tierkontakt, Rauchen, sonstige Belastungen |
|---|
| |

Datum: ____________________ Ernährungs-Symptomtagebuch

| Zeit | Nahrungsmittel, Getränke & Naschereien incl. Menge, Zubereitung (roh, gedünstet, gekocht, gebraten, aufgewärmt, geschält), Gewürzen und bei Fertigprodukten die Zutaten. Medikamente, Vitaminpräparate, Nahrungsergänzungsmittel, Probiotika. | Beschwerden<br>welche, wann, Dauer, Schweregrad von 0 (keine) – 10 (sehr stark), Stuhlgang | Stärke |
|---|---|---|---|
| | | | |
| | | | |
| | | | |
| | | | |
| | | | |
| | | | |
| | | | |
| | | | |
| | | | |
| | | | |
| | | | |
| | | | |
| | | | |
| | | | |
| | | | |
| | | | |
| | | | |
| | | | |
| | | | |

| Lebensmittel die Beschwerden verursachen | | |
|---|---|---|
| Lebensmittel | Beschwerden | Stuhlgang |
| | | |
| | | |
| | | |
| | | |

| Sonstiges: Aktivitäten, Sport, Stress, Tierkontakt, Rauchen, sonstige Belastungen |
|---|
| |

Datum: ____________________ Ernährungs-Symptomtagebuch

| Zeit | Nahrungsmittel, Getränke & Naschereien incl. Menge, Zubereitung (roh, gedünstet, gekocht, gebraten, aufgewärmt, geschält), Gewürzen und bei Fertigprodukten die Zutaten. Medikamente, Vitaminpräparate, Nahrungsergänzungsmittel, Probiotika. | Beschwerden<br>welche, wann, Dauer, Schweregrad von 0 (keine) – 10 (sehr stark), Stuhlgang | Stärke |
|---|---|---|---|
| | | | |
| | | | |
| | | | |
| | | | |
| | | | |
| | | | |
| | | | |
| | | | |
| | | | |
| | | | |
| | | | |
| | | | |
| | | | |
| | | | |
| | | | |
| | | | |
| | | | |
| | | | |
| | | | |

| Lebensmittel die Beschwerden verursachen | | |
|---|---|---|
| Lebensmittel | Beschwerden | Stuhlgang |
| | | |
| | | |
| | | |
| | | |

Sonstiges: Aktivitäten, Sport, Stress, Tierkontakt, Rauchen, sonstige Belastungen

Datum: ____________________ Ernährungs-Symptomtagebuch

| Zeit | Nahrungsmittel, Getränke & Naschereien incl. Menge, Zubereitung (roh, gedünstet, gekocht, gebraten, aufgewärmt, geschält), Gewürzen und bei Fertigprodukten die Zutaten. Medikamente, Vitaminpräparate, Nahrungsergänzungsmittel, Probiotika. | Beschwerden<br>welche, wann, Dauer, Schweregrad von 0 (keine) – 10 (sehr stark), Stuhlgang | Stärke |
|---|---|---|---|
| | | | |
| | | | |
| | | | |
| | | | |
| | | | |
| | | | |
| | | | |
| | | | |
| | | | |
| | | | |
| | | | |
| | | | |
| | | | |
| | | | |
| | | | |
| | | | |
| | | | |
| | | | |
| | | | |

Lebensmittel die Beschwerden verursachen

| Lebensmittel | Beschwerden | Stuhlgang |
|---|---|---|
| | | |
| | | |
| | | |
| | | |

Sonstiges: Aktivitäten, Sport, Stress, Tierkontakt, Rauchen, sonstige Belastungen

Datum: ____________________ Ernährungs-Symptomtagebuch

| Zeit | Nahrungsmittel, Getränke & Naschereien incl. Menge, Zubereitung (roh, gedünstet, gekocht, gebraten, aufgewärmt, geschält), Gewürzen und bei Fertigprodukten die Zutaten. Medikamente, Vitaminpräparate, Nahrungsergänzungsmittel, Probiotika. | Beschwerden<br>welche, wann, Dauer, Schweregrad von 0 (keine) – 10 (sehr stark), Stuhlgang | Stärke |
|---|---|---|---|
| | | | |
| | | | |
| | | | |
| | | | |
| | | | |
| | | | |
| | | | |
| | | | |
| | | | |
| | | | |
| | | | |
| | | | |
| | | | |
| | | | |
| | | | |
| | | | |
| | | | |
| | | | |
| | | | |

| Lebensmittel die Beschwerden verursachen | | |
|---|---|---|
| Lebensmittel | Beschwerden | Stuhlgang |
| | | |
| | | |
| | | |
| | | |

Sonstiges: Aktivitäten, Sport, Stress, Tierkontakt, Rauchen, sonstige Belastungen

Datum: ____________________ Ernährungs-Symptomtagebuch

| Zeit | Nahrungsmittel, Getränke & Naschereien incl. Menge, Zubereitung (roh, gedünstet, gekocht, gebraten, aufgewärmt, geschält), Gewürzen und bei Fertigprodukten die Zutaten. Medikamente, Vitaminpräparate, Nahrungsergänzungsmittel, Probiotika. | Beschwerden | |
|---|---|---|---|
| | | welche, wann, Dauer, Schweregrad von 0 (keine) – 10 (sehr stark), Stuhlgang | Stärke |
| | | | |
| | | | |
| | | | |
| | | | |
| | | | |
| | | | |
| | | | |
| | | | |
| | | | |
| | | | |
| | | | |
| | | | |
| | | | |
| | | | |
| | | | |
| | | | |
| | | | |
| | | | |
| | | | |

| Lebensmittel die Beschwerden verursachen | | |
|---|---|---|
| Lebensmittel | Beschwerden | Stuhlgang |
| | | |
| | | |
| | | |
| | | |

Sonstiges: Aktivitäten, Sport, Stress, Tierkontakt, Rauchen, sonstige Belastungen

Datum: ____________________ Ernährungs-Symptomtagebuch

| Zeit | Nahrungsmittel, Getränke & Naschereien incl. Menge, Zubereitung (roh, gedünstet, gekocht, gebraten, aufgewärmt, geschält), Gewürzen und bei Fertigprodukten die Zutaten. Medikamente, Vitaminpräparate, Nahrungsergänzungsmittel, Probiotika. | Beschwerden<br>welche, wann, Dauer, Schweregrad von 0 (keine) – 10 (sehr stark), Stuhlgang | Stärke |
|---|---|---|---|
| | | | |
| | | | |
| | | | |
| | | | |
| | | | |
| | | | |
| | | | |
| | | | |
| | | | |
| | | | |
| | | | |
| | | | |
| | | | |
| | | | |
| | | | |
| | | | |
| | | | |
| | | | |
| | | | |

Lebensmittel die Beschwerden verursachen

| Lebensmittel | Beschwerden | Stuhlgang |
|---|---|---|
| | | |
| | | |
| | | |
| | | |

Sonstiges: Aktivitäten, Sport, Stress, Tierkontakt, Rauchen, sonstige Belastungen

Datum: ____________________ Ernährungs-Symptomtagebuch

| Zeit | Nahrungsmittel, Getränke & Naschereien incl. Menge, Zubereitung (roh, gedünstet, gekocht, gebraten, aufgewärmt, geschält), Gewürzen und bei Fertigprodukten die Zutaten. Medikamente, Vitaminpräparate, Nahrungsergänzungsmittel, Probiotika. | Beschwerden<br>welche, wann, Dauer, Schweregrad von 0 (keine) – 10 (sehr stark), Stuhlgang | Stärke |
|---|---|---|---|
| | | | |
| | | | |
| | | | |
| | | | |
| | | | |
| | | | |
| | | | |
| | | | |
| | | | |
| | | | |
| | | | |
| | | | |
| | | | |
| | | | |
| | | | |
| | | | |
| | | | |
| | | | |
| | | | |

| Lebensmittel die Beschwerden verursachen | | |
|---|---|---|
| Lebensmittel | Beschwerden | Stuhlgang |
| | | |
| | | |
| | | |
| | | |

| Sonstiges: Aktivitäten, Sport, Stress, Tierkontakt, Rauchen, sonstige Belastungen |
|---|
| |

Datum: ___________________ Ernährungs-Symptomtagebuch

| Zeit | Nahrungsmittel, Getränke & Naschereien incl. Menge, Zubereitung (roh, gedünstet, gekocht, gebraten, aufgewärmt, geschält), Gewürzen und bei Fertigprodukten die Zutaten. Medikamente, Vitaminpräparate, Nahrungsergänzungsmittel, Probiotika. | Beschwerden<br>welche, wann, Dauer, Schweregrad von 0 (keine) – 10 (sehr stark), Stuhlgang | Stärke |
|---|---|---|---|
| | | | |
| | | | |
| | | | |
| | | | |
| | | | |
| | | | |
| | | | |
| | | | |
| | | | |
| | | | |
| | | | |
| | | | |
| | | | |
| | | | |
| | | | |
| | | | |
| | | | |
| | | | |
| | | | |

Lebensmittel die Beschwerden verursachen

| Lebensmittel | Beschwerden | Stuhlgang |
|---|---|---|
| | | |
| | | |
| | | |
| | | |

Sonstiges: Aktivitäten, Sport, Stress, Tierkontakt, Rauchen, sonstige Belastungen

Datum: ____________________ Ernährungs-Symptomtagebuch

| Zeit | Nahrungsmittel, Getränke & Naschereien incl. Menge, Zubereitung (roh, gedünstet, gekocht, gebraten, aufgewärmt, geschält), Gewürzen und bei Fertigprodukten die Zutaten. Medikamente, Vitaminpräparate, Nahrungsergänzungsmittel, Probiotika. | Beschwerden<br>welche, wann, Dauer, Schweregrad von 0 (keine) – 10 (sehr stark), Stuhlgang | Stärke |
|---|---|---|---|
| | | | |
| | | | |
| | | | |
| | | | |
| | | | |
| | | | |
| | | | |
| | | | |
| | | | |
| | | | |
| | | | |
| | | | |
| | | | |
| | | | |
| | | | |
| | | | |
| | | | |
| | | | |
| | | | |

| Lebensmittel die Beschwerden verursachen | | |
|---|---|---|
| Lebensmittel | Beschwerden | Stuhlgang |
| | | |
| | | |
| | | |
| | | |

| Sonstiges: Aktivitäten, Sport, Stress, Tierkontakt, Rauchen, sonstige Belastungen |
|---|
| |

Datum: ____________________



| Zeit | Nahrungsmittel, Getränke & Naschereien incl. Menge, Zubereitung (roh, gedünstet, gekocht, gebraten, aufgewärmt, geschält), Gewürzen und bei Fertigprodukten die Zutaten. Medikamente, Vitaminpräparate, Nahrungsergänzungsmittel, Probiotika. | Beschwerden<br>welche, wann, Dauer, Schweregrad von 0 (keine) – 10 (sehr stark), Stuhlgang | Stärke |
|---|---|---|---|
| | | | |
| | | | |
| | | | |
| | | | |
| | | | |
| | | | |
| | | | |
| | | | |
| | | | |
| | | | |
| | | | |
| | | | |
| | | | |
| | | | |
| | | | |
| | | | |
| | | | |
| | | | |
| | | | |

Lebensmittel die Beschwerden verursachen

| Lebensmittel | Beschwerden | Stuhlgang |
|---|---|---|
| | | |
| | | |
| | | |
| | | |

Sonstiges: Aktivitäten, Sport, Stress, Tierkontakt, Rauchen, sonstige Belastungen

Datum: ____________________ Ernährungs-Symptomtagebuch

| Zeit | Nahrungsmittel, Getränke & Naschereien incl. Menge, Zubereitung (roh, gedünstet, gekocht, gebraten, aufgewärmt, geschält), Gewürzen und bei Fertigprodukten die Zutaten. Medikamente, Vitaminpräparate, Nahrungsergänzungsmittel, Probiotika. | Beschwerden<br>welche, wann, Dauer, Schweregrad von 0 (keine) – 10 (sehr stark), Stuhlgang | Stärke |
|---|---|---|---|
| | | | |
| | | | |
| | | | |
| | | | |
| | | | |
| | | | |
| | | | |
| | | | |
| | | | |
| | | | |
| | | | |
| | | | |
| | | | |
| | | | |
| | | | |
| | | | |
| | | | |
| | | | |
| | | | |

| Lebensmittel die Beschwerden verursachen | | |
|---|---|---|
| Lebensmittel | Beschwerden | Stuhlgang |
| | | |
| | | |
| | | |
| | | |

Sonstiges: Aktivitäten, Sport, Stress, Tierkontakt, Rauchen, sonstige Belastungen

Datum: ____________________ Ernährungs-Symptomtagebuch

| Zeit | Nahrungsmittel, Getränke & Naschereien incl. Menge, Zubereitung (roh, gedünstet, gekocht, gebraten, aufgewärmt, geschält), Gewürzen und bei Fertigprodukten die Zutaten. Medikamente, Vitaminpräparate, Nahrungsergänzungsmittel, Probiotika. | Beschwerden<br>welche, wann, Dauer, Schweregrad von 0 (keine) – 10 (sehr stark), Stuhlgang | Stärke |
|---|---|---|---|
| | | | |
| | | | |
| | | | |
| | | | |
| | | | |
| | | | |
| | | | |
| | | | |
| | | | |
| | | | |
| | | | |
| | | | |
| | | | |
| | | | |
| | | | |
| | | | |
| | | | |
| | | | |
| | | | |

| Lebensmittel die Beschwerden verursachen | | |
|---|---|---|
| Lebensmittel | Beschwerden | Stuhlgang |
| | | |
| | | |
| | | |
| | | |

Sonstiges: Aktivitäten, Sport, Stress, Tierkontakt, Rauchen, sonstige Belastungen

Datum: ___________________ 

| Zeit | Nahrungsmittel, Getränke & Naschereien incl. Menge, Zubereitung (roh, gedünstet, gekocht, gebraten, aufgewärmt, geschält), Gewürzen und bei Fertigprodukten die Zutaten. Medikamente, Vitaminpräparate, Nahrungsergänzungsmittel, Probiotika. | Beschwerden<br>welche, wann, Dauer, Schweregrad von 0 (keine) – 10 (sehr stark), Stuhlgang | Stärke |
|---|---|---|---|
| | | | |
| | | | |
| | | | |
| | | | |
| | | | |
| | | | |
| | | | |
| | | | |
| | | | |
| | | | |
| | | | |
| | | | |
| | | | |
| | | | |
| | | | |
| | | | |
| | | | |
| | | | |
| | | | |

Lebensmittel die Beschwerden verursachen

| Lebensmittel | Beschwerden | Stuhlgang |
|---|---|---|
| | | |
| | | |
| | | |
| | | |

Sonstiges: Aktivitäten, Sport, Stress, Tierkontakt, Rauchen, sonstige Belastungen

Datum: ___________________ Ernährungs-Symptomtagebuch

| Zeit | Nahrungsmittel, Getränke & Naschereien incl. Menge, Zubereitung (roh, gedünstet, gekocht, gebraten, aufgewärmt, geschält), Gewürzen und bei Fertigprodukten die Zutaten. Medikamente, Vitaminpräparate, Nahrungsergänzungsmittel, Probiotika. | Beschwerden<br>welche, wann, Dauer, Schweregrad von 0 (keine) – 10 (sehr stark), Stuhlgang | Stärke |
|---|---|---|---|
| | | | |
| | | | |
| | | | |
| | | | |
| | | | |
| | | | |
| | | | |
| | | | |
| | | | |
| | | | |
| | | | |
| | | | |
| | | | |
| | | | |
| | | | |
| | | | |
| | | | |
| | | | |
| | | | |

| Lebensmittel die Beschwerden verursachen | | |
|---|---|---|
| Lebensmittel | Beschwerden | Stuhlgang |
| | | |
| | | |
| | | |
| | | |

| Sonstiges: Aktivitäten, Sport, Stress, Tierkontakt, Rauchen, sonstige Belastungen |
|---|
| |

Datum: ___________________ Ernährungs-Symptomtagebuch

| Zeit | Nahrungsmittel, Getränke & Naschereien incl. Menge, Zubereitung (roh, gedünstet, gekocht, gebraten, aufgewärmt, geschält), Gewürzen und bei Fertigprodukten die Zutaten. Medikamente, Vitaminpräparate, Nahrungsergänzungsmittel, Probiotika. | Beschwerden<br>welche, wann, Dauer, Schweregrad von 0 (keine) – 10 (sehr stark), Stuhlgang | Stärke |
|---|---|---|---|
| | | | |
| | | | |
| | | | |
| | | | |
| | | | |
| | | | |
| | | | |
| | | | |
| | | | |
| | | | |
| | | | |
| | | | |
| | | | |
| | | | |
| | | | |
| | | | |
| | | | |
| | | | |
| | | | |

Lebensmittel die Beschwerden verursachen

| Lebensmittel | Beschwerden | Stuhlgang |
|---|---|---|
| | | |
| | | |
| | | |
| | | |

Sonstiges: Aktivitäten, Sport, Stress, Tierkontakt, Rauchen, sonstige Belastungen

Datum: ___________________ Ernährungs-Symptomtagebuch

| Zeit | Nahrungsmittel, Getränke & Naschereien incl. Menge, Zubereitung (roh, gedünstet, gekocht, gebraten, aufgewärmt, geschält), Gewürzen und bei Fertigprodukten die Zutaten. Medikamente, Vitaminpräparate, Nahrungsergänzungsmittel, Probiotika. | Beschwerden<br>welche, wann, Dauer, Schweregrad von 0 (keine) – 10 (sehr stark), Stuhlgang | Stärke |
|---|---|---|---|
| | | | |
| | | | |
| | | | |
| | | | |
| | | | |
| | | | |
| | | | |
| | | | |
| | | | |
| | | | |
| | | | |
| | | | |
| | | | |
| | | | |
| | | | |
| | | | |
| | | | |
| | | | |
| | | | |

| Lebensmittel die Beschwerden verursachen | | |
|---|---|---|
| Lebensmittel | Beschwerden | Stuhlgang |
| | | |
| | | |
| | | |
| | | |

Sonstiges: Aktivitäten, Sport, Stress, Tierkontakt, Rauchen, sonstige Belastungen

Datum: ____________________



| Zeit | Nahrungsmittel, Getränke & Naschereien incl. Menge, Zubereitung (roh, gedünstet, gekocht, gebraten, aufgewärmt, geschält), Gewürzen und bei Fertigprodukten die Zutaten. Medikamente, Vitaminpräparate, Nahrungsergänzungsmittel, Probiotika. | Beschwerden<br>welche, wann, Dauer, Schweregrad von 0 (keine) – 10 (sehr stark), Stuhlgang | Stärke |
|---|---|---|---|
| | | | |
| | | | |
| | | | |
| | | | |
| | | | |
| | | | |
| | | | |
| | | | |
| | | | |
| | | | |
| | | | |
| | | | |
| | | | |
| | | | |
| | | | |
| | | | |
| | | | |
| | | | |
| | | | |

Lebensmittel die Beschwerden verursachen

| Lebensmittel | Beschwerden | Stuhlgang |
|---|---|---|
| | | |
| | | |
| | | |
| | | |

Sonstiges: Aktivitäten, Sport, Stress, Tierkontakt, Rauchen, sonstige Belastungen

Datum: ____________________ Ernährungs-Symptomtagebuch

| Zeit | Nahrungsmittel, Getränke & Naschereien incl. Menge, Zubereitung (roh, gedünstet, gekocht, gebraten, aufgewärmt, geschält), Gewürzen und bei Fertigprodukten die Zutaten. Medikamente, Vitaminpräparate, Nahrungsergänzungsmittel, Probiotika. | Beschwerden<br>welche, wann, Dauer, Schweregrad von 0 (keine) – 10 (sehr stark), Stuhlgang | Stärke |
| --- | --- | --- | --- |
| | | | |
| | | | |
| | | | |
| | | | |
| | | | |
| | | | |
| | | | |
| | | | |
| | | | |
| | | | |
| | | | |
| | | | |
| | | | |
| | | | |
| | | | |
| | | | |
| | | | |
| | | | |
| | | | |

| Lebensmittel die Beschwerden verursachen | | |
| --- | --- | --- |
| Lebensmittel | Beschwerden | Stuhlgang |
| | | |
| | | |
| | | |
| | | |

Sonstiges: Aktivitäten, Sport, Stress, Tierkontakt, Rauchen, sonstige Belastungen

Datum: ____________________ Ernährungs-Symptomtagebuch

| Zeit | Nahrungsmittel, Getränke & Naschereien incl. Menge, Zubereitung (roh, gedünstet, gekocht, gebraten, aufgewärmt, geschält), Gewürzen und bei Fertigprodukten die Zutaten. Medikamente, Vitaminpräparate, Nahrungsergänzungsmittel, Probiotika. | Beschwerden<br>welche, wann, Dauer, Schweregrad von 0 (keine) – 10 (sehr stark), Stuhlgang | Stärke |
|---|---|---|---|
| | | | |
| | | | |
| | | | |
| | | | |
| | | | |
| | | | |
| | | | |
| | | | |
| | | | |
| | | | |
| | | | |
| | | | |
| | | | |
| | | | |
| | | | |
| | | | |
| | | | |
| | | | |
| | | | |

| Lebensmittel die Beschwerden verursachen | | |
|---|---|---|
| Lebensmittel | Beschwerden | Stuhlgang |
| | | |
| | | |
| | | |
| | | |

| Sonstiges: Aktivitäten, Sport, Stress, Tierkontakt, Rauchen, sonstige Belastungen |
|---|
| |

| Zeit | Nahrungsmittel, Getränke & Naschereien incl. Menge, Zubereitung (roh, gedünstet, gekocht, gebraten, aufgewärmt, geschält), Gewürzen und bei Fertigprodukten die Zutaten. Medikamente, Vitaminpräparate, Nahrungsergänzungsmittel, Probiotika. | Beschwerden<br>welche, wann, Dauer, Schweregrad von 0 (keine) – 10 (sehr stark), Stuhlgang | Stärke |
|---|---|---|---|
| | | | |
| | | | |
| | | | |
| | | | |
| | | | |
| | | | |
| | | | |
| | | | |
| | | | |
| | | | |
| | | | |
| | | | |
| | | | |
| | | | |
| | | | |
| | | | |
| | | | |
| | | | |
| | | | |

Lebensmittel die Beschwerden verursachen

| Lebensmittel | Beschwerden | Stuhlgang |
|---|---|---|
| | | |
| | | |
| | | |
| | | |

Sonstiges: Aktivitäten, Sport, Stress, Tierkontakt, Rauchen, sonstige Belastungen

Datum: ____________________ Ernährungs-Symptomtagebuch

| Zeit | Nahrungsmittel, Getränke & Naschereien incl. Menge, Zubereitung (roh, gedünstet, gekocht, gebraten, aufgewärmt, geschält), Gewürzen und bei Fertigprodukten die Zutaten. Medikamente, Vitaminpräparate, Nahrungsergänzungsmittel, Probiotika. | Beschwerden<br>welche, wann, Dauer, Schweregrad von 0 (keine) – 10 (sehr stark), Stuhlgang | Stärke |
|---|---|---|---|
| | | | |
| | | | |
| | | | |
| | | | |
| | | | |
| | | | |
| | | | |
| | | | |
| | | | |
| | | | |
| | | | |
| | | | |
| | | | |
| | | | |
| | | | |
| | | | |
| | | | |
| | | | |
| | | | |

| Lebensmittel die Beschwerden verursachen | | |
|---|---|---|
| Lebensmittel | Beschwerden | Stuhlgang |
| | | |
| | | |
| | | |
| | | |

Sonstiges: Aktivitäten, Sport, Stress, Tierkontakt, Rauchen, sonstige Belastungen

Datum: ____________________ Ernährungs-Symptomtagebuch

| Zeit | Nahrungsmittel, Getränke & Naschereien incl. Menge, Zubereitung (roh, gedünstet, gekocht, gebraten, aufgewärmt, geschält), Gewürzen und bei Fertigprodukten die Zutaten. Medikamente, Vitaminpräparate, Nahrungsergänzungsmittel, Probiotika. | Beschwerden<br>welche, wann, Dauer, Schweregrad von 0 (keine) – 10 (sehr stark), Stuhlgang | Stärke |
|---|---|---|---|
| | | | |
| | | | |
| | | | |
| | | | |
| | | | |
| | | | |
| | | | |
| | | | |
| | | | |
| | | | |
| | | | |
| | | | |
| | | | |
| | | | |
| | | | |
| | | | |
| | | | |
| | | | |
| | | | |

| Lebensmittel die Beschwerden verursachen | | |
|---|---|---|
| Lebensmittel | Beschwerden | Stuhlgang |
| | | |
| | | |
| | | |
| | | |

Sonstiges: Aktivitäten, Sport, Stress, Tierkontakt, Rauchen, sonstige Belastungen

Datum: ____________________ Ernährungs-Symptomtagebuch

| Zeit | Nahrungsmittel, Getränke & Naschereien incl. Menge, Zubereitung (roh, gedünstet, gekocht, gebraten, aufgewärmt, geschält), Gewürzen und bei Fertigprodukten die Zutaten. Medikamente, Vitaminpräparate, Nahrungsergänzungsmittel, Probiotika. | Beschwerden<br>welche, wann, Dauer, Schweregrad von 0 (keine) – 10 (sehr stark), Stuhlgang | Stärke |
|---|---|---|---|
| | | | |
| | | | |
| | | | |
| | | | |
| | | | |
| | | | |
| | | | |
| | | | |
| | | | |
| | | | |
| | | | |
| | | | |
| | | | |
| | | | |
| | | | |
| | | | |
| | | | |
| | | | |
| | | | |

Lebensmittel die Beschwerden verursachen

| Lebensmittel | Beschwerden | Stuhlgang |
|---|---|---|
| | | |
| | | |
| | | |
| | | |

Sonstiges: Aktivitäten, Sport, Stress, Tierkontakt, Rauchen, sonstige Belastungen

Datum: ____________________ Ernährungs-Symptomtagebuch

| Zeit | Nahrungsmittel, Getränke & Naschereien incl. Menge, Zubereitung (roh, gedünstet, gekocht, gebraten, aufgewärmt, geschält), Gewürzen und bei Fertigprodukten die Zutaten. Medikamente, Vitaminpräparate, Nahrungsergänzungsmittel, Probiotika. | Beschwerden<br>welche, wann, Dauer, Schweregrad von 0 (keine) – 10 (sehr stark), Stuhlgang | Stärke |
|---|---|---|---|
| | | | |
| | | | |
| | | | |
| | | | |
| | | | |
| | | | |
| | | | |
| | | | |
| | | | |
| | | | |
| | | | |
| | | | |
| | | | |
| | | | |
| | | | |
| | | | |
| | | | |
| | | | |
| | | | |

| Lebensmittel die Beschwerden verursachen | | |
|---|---|---|
| Lebensmittel | Beschwerden | Stuhlgang |
| | | |
| | | |
| | | |
| | | |

| Sonstiges: Aktivitäten, Sport, Stress, Tierkontakt, Rauchen, sonstige Belastungen |
|---|
| |

Datum: ____________________ 

| Zeit | Nahrungsmittel, Getränke & Naschereien incl. Menge, Zubereitung (roh, gedünstet, gekocht, gebraten, aufgewärmt, geschält), Gewürzen und bei Fertigprodukten die Zutaten. Medikamente, Vitaminpräparate, Nahrungsergänzungsmittel, Probiotika. | Beschwerden<br>welche, wann, Dauer, Schweregrad von 0 (keine) – 10 (sehr stark), Stuhlgang | Stärke |
|---|---|---|---|
| | | | |
| | | | |
| | | | |
| | | | |
| | | | |
| | | | |
| | | | |
| | | | |
| | | | |
| | | | |
| | | | |
| | | | |
| | | | |
| | | | |
| | | | |
| | | | |
| | | | |
| | | | |
| | | | |

| Lebensmittel die Beschwerden verursachen | | |
|---|---|---|
| Lebensmittel | Beschwerden | Stuhlgang |
| | | |
| | | |
| | | |
| | | |

| Sonstiges: Aktivitäten, Sport, Stress, Tierkontakt, Rauchen, sonstige Belastungen |
|---|
| |

Datum: ____________________ 

| Zeit | Nahrungsmittel, Getränke & Naschereien incl. Menge, Zubereitung (roh, gedünstet, gekocht, gebraten, aufgewärmt, geschält), Gewürzen und bei Fertigprodukten die Zutaten. Medikamente, Vitaminpräparate, Nahrungsergänzungsmittel, Probiotika. | Beschwerden<br>welche, wann, Dauer, Schweregrad von 0 (keine) – 10 (sehr stark), Stuhlgang | Stärke |
|---|---|---|---|
| | | | |
| | | | |
| | | | |
| | | | |
| | | | |
| | | | |
| | | | |
| | | | |
| | | | |
| | | | |
| | | | |
| | | | |
| | | | |
| | | | |
| | | | |
| | | | |
| | | | |
| | | | |
| | | | |

| Lebensmittel die Beschwerden verursachen | | |
|---|---|---|
| Lebensmittel | Beschwerden | Stuhlgang |
| | | |
| | | |
| | | |
| | | |

| Sonstiges: Aktivitäten, Sport, Stress, Tierkontakt, Rauchen, sonstige Belastungen |
|---|
| |

Datum: ____________________ Ernährungs-Symptomtagebuch

| Zeit | Nahrungsmittel, Getränke & Naschereien incl. Menge, Zubereitung (roh, gedünstet, gekocht, gebraten, aufgewärmt, geschält), Gewürzen und bei Fertigprodukten die Zutaten. Medikamente, Vitaminpräparate, Nahrungsergänzungsmittel, Probiotika. | Beschwerden<br>welche, wann, Dauer, Schweregrad von 0 (keine) – 10 (sehr stark), Stuhlgang | Stärke |
|---|---|---|---|
| | | | |
| | | | |
| | | | |
| | | | |
| | | | |
| | | | |
| | | | |
| | | | |
| | | | |
| | | | |
| | | | |
| | | | |
| | | | |
| | | | |
| | | | |
| | | | |
| | | | |
| | | | |
| | | | |

Lebensmittel die Beschwerden verursachen

| Lebensmittel | Beschwerden | Stuhlgang |
|---|---|---|
| | | |
| | | |
| | | |
| | | |

Sonstiges: Aktivitäten, Sport, Stress, Tierkontakt, Rauchen, sonstige Belastungen

| Zeit | Nahrungsmittel, Getränke & Naschereien incl. Menge, Zubereitung (roh, gedünstet, gekocht, gebraten, aufgewärmt, geschält), Gewürzen und bei Fertigprodukten die Zutaten. Medikamente, Vitaminpräparate, Nahrungsergänzungsmittel, Probiotika. | Beschwerden<br>welche, wann, Dauer, Schweregrad von 0 (keine) – 10 (sehr stark), Stuhlgang | Stärke |
|---|---|---|---|
| | | | |
| | | | |
| | | | |
| | | | |
| | | | |
| | | | |
| | | | |
| | | | |
| | | | |
| | | | |
| | | | |
| | | | |
| | | | |
| | | | |
| | | | |
| | | | |
| | | | |
| | | | |
| | | | |

| Lebensmittel die Beschwerden verursachen | | |
|---|---|---|
| Lebensmittel | Beschwerden | Stuhlgang |
| | | |
| | | |
| | | |
| | | |

Sonstiges: Aktivitäten, Sport, Stress, Tierkontakt, Rauchen, sonstige Belastungen

Datum: ____________________ Ernährungs-Symptomtagebuch

| Zeit | Nahrungsmittel, Getränke & Naschereien incl. Menge, Zubereitung (roh, gedünstet, gekocht, gebraten, aufgewärmt, geschält), Gewürzen und bei Fertigprodukten die Zutaten. Medikamente, Vitaminpräparate, Nahrungsergänzungsmittel, Probiotika. | Beschwerden<br>welche, wann, Dauer, Schweregrad von 0 (keine) – 10 (sehr stark), Stuhlgang | Stärke |
|---|---|---|---|
| | | | |
| | | | |
| | | | |
| | | | |
| | | | |
| | | | |
| | | | |
| | | | |
| | | | |
| | | | |
| | | | |
| | | | |
| | | | |
| | | | |
| | | | |
| | | | |
| | | | |
| | | | |
| | | | |

Lebensmittel die Beschwerden verursachen

| Lebensmittel | Beschwerden | Stuhlgang |
|---|---|---|
| | | |
| | | |
| | | |
| | | |

Sonstiges: Aktivitäten, Sport, Stress, Tierkontakt, Rauchen, sonstige Belastungen

Datum: ____________________ Ernährungs-Symptomtagebuch

| Zeit | Nahrungsmittel, Getränke & Naschereien incl. Menge, Zubereitung (roh, gedünstet, gekocht, gebraten, aufgewärmt, geschält), Gewürzen und bei Fertigprodukten die Zutaten. Medikamente, Vitaminpräparate, Nahrungsergänzungsmittel, Probiotika. | Beschwerden<br>welche, wann, Dauer, Schweregrad von 0 (keine) – 10 (sehr stark), Stuhlgang | Stärke |
|---|---|---|---|
| | | | |
| | | | |
| | | | |
| | | | |
| | | | |
| | | | |
| | | | |
| | | | |
| | | | |
| | | | |
| | | | |
| | | | |
| | | | |
| | | | |
| | | | |
| | | | |
| | | | |
| | | | |
| | | | |

Lebensmittel die Beschwerden verursachen

| Lebensmittel | Beschwerden | Stuhlgang |
|---|---|---|
| | | |
| | | |
| | | |
| | | |

Sonstiges: Aktivitäten, Sport, Stress, Tierkontakt, Rauchen, sonstige Belastungen

Datum: ____________________ Ernährungs-Symptomtagebuch

| Zeit | Nahrungsmittel, Getränke & Naschereien incl. Menge, Zubereitung (roh, gedünstet, gekocht, gebraten, aufgewärmt, geschält), Gewürzen und bei Fertigprodukten die Zutaten. Medikamente, Vitaminpräparate, Nahrungsergänzungsmittel, Probiotika. | Beschwerden<br>welche, wann, Dauer, Schweregrad von 0 (keine) – 10 (sehr stark), Stuhlgang | Stärke |
|---|---|---|---|
| | | | |
| | | | |
| | | | |
| | | | |
| | | | |
| | | | |
| | | | |
| | | | |
| | | | |
| | | | |
| | | | |
| | | | |
| | | | |
| | | | |
| | | | |
| | | | |
| | | | |
| | | | |
| | | | |

| Lebensmittel die Beschwerden verursachen | | |
|---|---|---|
| Lebensmittel | Beschwerden | Stuhlgang |
| | | |
| | | |
| | | |
| | | |

Sonstiges: Aktivitäten, Sport, Stress, Tierkontakt, Rauchen, sonstige Belastungen

Datum: ____________________ Ernährungs-Symptomtagebuch

| Zeit | Nahrungsmittel, Getränke & Naschereien incl. Menge, Zubereitung (roh, gedünstet, gekocht, gebraten, aufgewärmt, geschält), Gewürzen und bei Fertigprodukten die Zutaten. Medikamente, Vitaminpräparate, Nahrungsergänzungsmittel, Probiotika. | Beschwerden<br>welche, wann, Dauer, Schweregrad von 0 (keine) – 10 (sehr stark), Stuhlgang | Stärke |
|---|---|---|---|
| | | | |
| | | | |
| | | | |
| | | | |
| | | | |
| | | | |
| | | | |
| | | | |
| | | | |
| | | | |
| | | | |
| | | | |
| | | | |
| | | | |
| | | | |
| | | | |
| | | | |
| | | | |
| | | | |

Lebensmittel die Beschwerden verursachen

| Lebensmittel | Beschwerden | Stuhlgang |
|---|---|---|
| | | |
| | | |
| | | |
| | | |

Sonstiges: Aktivitäten, Sport, Stress, Tierkontakt, Rauchen, sonstige Belastungen

Datum: ____________________ Ernährungs-Symptomtagebuch

| Zeit | Nahrungsmittel, Getränke & Naschereien incl. Menge, Zubereitung (roh, gedünstet, gekocht, gebraten, aufgewärmt, geschält), Gewürzen und bei Fertigprodukten die Zutaten. Medikamente, Vitaminpräparate, Nahrungsergänzungsmittel, Probiotika. | Beschwerden<br>welche, wann, Dauer, Schweregrad von 0 (keine) – 10 (sehr stark), Stuhlgang | Stärke |
|---|---|---|---|
| | | | |
| | | | |
| | | | |
| | | | |
| | | | |
| | | | |
| | | | |
| | | | |
| | | | |
| | | | |
| | | | |
| | | | |
| | | | |
| | | | |
| | | | |
| | | | |
| | | | |
| | | | |
| | | | |

| Lebensmittel die Beschwerden verursachen | | |
|---|---|---|
| Lebensmittel | Beschwerden | Stuhlgang |
| | | |
| | | |
| | | |
| | | |

Sonstiges: Aktivitäten, Sport, Stress, Tierkontakt, Rauchen, sonstige Belastungen

Datum: ____________________ Ernährungs-Symptomtagebuch

| Zeit | Nahrungsmittel, Getränke & Naschereien incl. Menge, Zubereitung (roh, gedünstet, gekocht, gebraten, aufgewärmt, geschält), Gewürzen und bei Fertigprodukten die Zutaten. Medikamente, Vitaminpräparate, Nahrungsergänzungsmittel, Probiotika. | Beschwerden<br>welche, wann, Dauer, Schweregrad von 0 (keine) – 10 (sehr stark), Stuhlgang | Stärke |
|---|---|---|---|
| | | | |
| | | | |
| | | | |
| | | | |
| | | | |
| | | | |
| | | | |
| | | | |
| | | | |
| | | | |
| | | | |
| | | | |
| | | | |
| | | | |
| | | | |
| | | | |
| | | | |
| | | | |
| | | | |

| Lebensmittel die Beschwerden verursachen | | |
|---|---|---|
| Lebensmittel | Beschwerden | Stuhlgang |
| | | |
| | | |
| | | |
| | | |

| Sonstiges: Aktivitäten, Sport, Stress, Tierkontakt, Rauchen, sonstige Belastungen |
|---|
| |

Datum: ____________________ 

| Zeit | Nahrungsmittel, Getränke & Naschereien incl. Menge, Zubereitung (roh, gedünstet, gekocht, gebraten, aufgewärmt, geschält), Gewürzen und bei Fertigprodukten die Zutaten. Medikamente, Vitaminpräparate, Nahrungsergänzungsmittel, Probiotika. | Beschwerden<br>welche, wann, Dauer, Schweregrad von 0 (keine) – 10 (sehr stark), Stuhlgang | Stärke |
|---|---|---|---|
| | | | |
| | | | |
| | | | |
| | | | |
| | | | |
| | | | |
| | | | |
| | | | |
| | | | |
| | | | |
| | | | |
| | | | |
| | | | |
| | | | |
| | | | |
| | | | |
| | | | |
| | | | |
| | | | |

Lebensmittel die Beschwerden verursachen

| Lebensmittel | Beschwerden | Stuhlgang |
|---|---|---|
| | | |
| | | |
| | | |
| | | |

Sonstiges: Aktivitäten, Sport, Stress, Tierkontakt, Rauchen, sonstige Belastungen

Datum: ____________________ Ernährungs-Symptomtagebuch

| Zeit | Nahrungsmittel, Getränke & Naschereien incl. Menge, Zubereitung (roh, gedünstet, gekocht, gebraten, aufgewärmt, geschält), Gewürzen und bei Fertigprodukten die Zutaten. Medikamente, Vitaminpräparate, Nahrungsergänzungsmittel, Probiotika. | Beschwerden<br>welche, wann, Dauer, Schweregrad von 0 (keine) – 10 (sehr stark), Stuhlgang | Stärke |
|---|---|---|---|
| | | | |
| | | | |
| | | | |
| | | | |
| | | | |
| | | | |
| | | | |
| | | | |
| | | | |
| | | | |
| | | | |
| | | | |
| | | | |
| | | | |
| | | | |
| | | | |
| | | | |
| | | | |
| | | | |

| Lebensmittel die Beschwerden verursachen | | |
|---|---|---|
| Lebensmittel | Beschwerden | Stuhlgang |
| | | |
| | | |
| | | |
| | | |

| Sonstiges: Aktivitäten, Sport, Stress, Tierkontakt, Rauchen, sonstige Belastungen |
|---|
| |

Datum: ____________________ Ernährungs-Symptomtagebuch

| Zeit | Nahrungsmittel, Getränke & Naschereien incl. Menge, Zubereitung (roh, gedünstet, gekocht, gebraten, aufgewärmt, geschält), Gewürzen und bei Fertigprodukten die Zutaten. Medikamente, Vitaminpräparate, Nahrungsergänzungsmittel, Probiotika. | Beschwerden<br>welche, wann, Dauer, Schweregrad von 0 (keine) – 10 (sehr stark), Stuhlgang | Stärke |
|---|---|---|---|
| | | | |
| | | | |
| | | | |
| | | | |
| | | | |
| | | | |
| | | | |
| | | | |
| | | | |
| | | | |
| | | | |
| | | | |
| | | | |
| | | | |
| | | | |
| | | | |
| | | | |
| | | | |
| | | | |

Lebensmittel die Beschwerden verursachen

| Lebensmittel | Beschwerden | Stuhlgang |
|---|---|---|
| | | |
| | | |
| | | |
| | | |

Sonstiges: Aktivitäten, Sport, Stress, Tierkontakt, Rauchen, sonstige Belastungen

Datum: ____________________ Ernährungs-Symptomtagebuch

| Zeit | Nahrungsmittel, Getränke & Naschereien incl. Menge, Zubereitung (roh, gedünstet, gekocht, gebraten, aufgewärmt, geschält), Gewürzen und bei Fertigprodukten die Zutaten. Medikamente, Vitaminpräparate, Nahrungsergänzungsmittel, Probiotika. | Beschwerden<br>welche, wann, Dauer, Schweregrad von 0 (keine) – 10 (sehr stark), Stuhlgang | Stärke |
|---|---|---|---|
| | | | |
| | | | |
| | | | |
| | | | |
| | | | |
| | | | |
| | | | |
| | | | |
| | | | |
| | | | |
| | | | |
| | | | |
| | | | |
| | | | |
| | | | |
| | | | |
| | | | |
| | | | |
| | | | |

| Lebensmittel die Beschwerden verursachen | | |
|---|---|---|
| Lebensmittel | Beschwerden | Stuhlgang |
| | | |
| | | |
| | | |
| | | |

Sonstiges: Aktivitäten, Sport, Stress, Tierkontakt, Rauchen, sonstige Belastungen

Datum: ____________________ Ernährungs-Symptomtagebuch

| Zeit | Nahrungsmittel, Getränke & Naschereien incl. Menge, Zubereitung (roh, gedünstet, gekocht, gebraten, aufgewärmt, geschält), Gewürzen und bei Fertigprodukten die Zutaten. Medikamente, Vitaminpräparate, Nahrungsergänzungsmittel, Probiotika. | Beschwerden<br>welche, wann, Dauer, Schweregrad von 0 (keine) – 10 (sehr stark), Stuhlgang | Stärke |
|---|---|---|---|
| | | | |
| | | | |
| | | | |
| | | | |
| | | | |
| | | | |
| | | | |
| | | | |
| | | | |
| | | | |
| | | | |
| | | | |
| | | | |
| | | | |
| | | | |
| | | | |
| | | | |
| | | | |
| | | | |

| Lebensmittel die Beschwerden verursachen | | |
|---|---|---|
| Lebensmittel | Beschwerden | Stuhlgang |
| | | |
| | | |
| | | |
| | | |

Sonstiges: Aktivitäten, Sport, Stress, Tierkontakt, Rauchen, sonstige Belastungen

Datum: ____________________ Ernährungs-Symptomtagebuch

| Zeit | Nahrungsmittel, Getränke & Naschereien incl. Menge, Zubereitung (roh, gedünstet, gekocht, gebraten, aufgewärmt, geschält), Gewürzen und bei Fertigprodukten die Zutaten. Medikamente, Vitaminpräparate, Nahrungsergänzungsmittel, Probiotika. | Beschwerden<br>welche, wann, Dauer, Schweregrad von 0 (keine) – 10 (sehr stark), Stuhlgang | Stärke |
|---|---|---|---|
| | | | |
| | | | |
| | | | |
| | | | |
| | | | |
| | | | |
| | | | |
| | | | |
| | | | |
| | | | |
| | | | |
| | | | |
| | | | |
| | | | |
| | | | |
| | | | |
| | | | |
| | | | |
| | | | |

| Lebensmittel die Beschwerden verursachen | | |
|---|---|---|
| Lebensmittel | Beschwerden | Stuhlgang |
| | | |
| | | |
| | | |
| | | |

| Sonstiges: Aktivitäten, Sport, Stress, Tierkontakt, Rauchen, sonstige Belastungen |
|---|
| |

Datum: ____________________ Ernährungs-Symptomtagebuch

| Zeit | Nahrungsmittel, Getränke & Naschereien incl. Menge, Zubereitung (roh, gedünstet, gekocht, gebraten, aufgewärmt, geschält), Gewürzen und bei Fertigprodukten die Zutaten. Medikamente, Vitaminpräparate, Nahrungsergänzungsmittel, Probiotika. | Beschwerden<br>welche, wann, Dauer, Schweregrad von 0 (keine) – 10 (sehr stark), Stuhlgang | Stärke |
|---|---|---|---|
| | | | |
| | | | |
| | | | |
| | | | |
| | | | |
| | | | |
| | | | |
| | | | |
| | | | |
| | | | |
| | | | |
| | | | |
| | | | |
| | | | |
| | | | |
| | | | |
| | | | |
| | | | |
| | | | |

| Lebensmittel die Beschwerden verursachen | | |
|---|---|---|
| Lebensmittel | Beschwerden | Stuhlgang |
| | | |
| | | |
| | | |
| | | |

Sonstiges: Aktivitäten, Sport, Stress, Tierkontakt, Rauchen, sonstige Belastungen

Datum: ________________ Ernährungs-Symptomtagebuch

| Zeit | Nahrungsmittel, Getränke & Naschereien incl. Menge, Zubereitung (roh, gedünstet, gekocht, gebraten, aufgewärmt, geschält), Gewürzen und bei Fertigprodukten die Zutaten. Medikamente, Vitaminpräparate, Nahrungsergänzungsmittel, Probiotika. | Beschwerden<br>welche, wann, Dauer, Schweregrad von 0 (keine) – 10 (sehr stark), Stuhlgang | Stärke |
|---|---|---|---|
| | | | |
| | | | |
| | | | |
| | | | |
| | | | |
| | | | |
| | | | |
| | | | |
| | | | |
| | | | |
| | | | |
| | | | |
| | | | |
| | | | |
| | | | |
| | | | |
| | | | |
| | | | |
| | | | |

| Lebensmittel die Beschwerden verursachen | | |
|---|---|---|
| Lebensmittel | Beschwerden | Stuhlgang |
| | | |
| | | |
| | | |
| | | |

| Sonstiges: Aktivitäten, Sport, Stress, Tierkontakt, Rauchen, sonstige Belastungen |
|---|
| |

Datum: ____________________ Ernährungs-Symptomtagebuch

| Zeit | Nahrungsmittel, Getränke & Naschereien incl. Menge, Zubereitung (roh, gedünstet, gekocht, gebraten, aufgewärmt, geschält), Gewürzen und bei Fertigprodukten die Zutaten. Medikamente, Vitaminpräparate, Nahrungsergänzungsmittel, Probiotika. | Beschwerden<br>welche, wann, Dauer, Schweregrad von 0 (keine) – 10 (sehr stark), Stuhlgang | Stärke |
|---|---|---|---|
| | | | |
| | | | |
| | | | |
| | | | |
| | | | |
| | | | |
| | | | |
| | | | |
| | | | |
| | | | |
| | | | |
| | | | |
| | | | |
| | | | |
| | | | |
| | | | |
| | | | |
| | | | |
| | | | |

| Lebensmittel die Beschwerden verursachen | | |
|---|---|---|
| Lebensmittel | Beschwerden | Stuhlgang |
| | | |
| | | |
| | | |
| | | |

Sonstiges: Aktivitäten, Sport, Stress, Tierkontakt, Rauchen, sonstige Belastungen

| Zeit | Nahrungsmittel, Getränke & Naschereien incl. Menge, Zubereitung (roh, gedünstet, gekocht, gebraten, aufgewärmt, geschält), Gewürzen und bei Fertigprodukten die Zutaten. Medikamente, Vitaminpräparate, Nahrungsergänzungsmittel, Probiotika. | Beschwerden<br>welche, wann, Dauer, Schweregrad von 0 (keine) – 10 (sehr stark), Stuhlgang | Stärke |
|---|---|---|---|
| | | | |
| | | | |
| | | | |
| | | | |
| | | | |
| | | | |
| | | | |
| | | | |
| | | | |
| | | | |
| | | | |
| | | | |
| | | | |
| | | | |
| | | | |
| | | | |
| | | | |
| | | | |
| | | | |

| Lebensmittel die Beschwerden verursachen | | |
|---|---|---|
| Lebensmittel | Beschwerden | Stuhlgang |
| | | |
| | | |
| | | |
| | | |

Sonstiges: Aktivitäten, Sport, Stress, Tierkontakt, Rauchen, sonstige Belastungen

Datum: ____________________

Ernährungs-Symptomtagebuch

| Zeit | Nahrungsmittel, Getränke & Naschereien incl. Menge, Zubereitung (roh, gedünstet, gekocht, gebraten, aufgewärmt, geschält), Gewürzen und bei Fertigprodukten die Zutaten. Medikamente, Vitaminpräparate, Nahrungsergänzungsmittel, Probiotika. | Beschwerden<br>welche, wann, Dauer, Schweregrad von 0 (keine) – 10 (sehr stark), Stuhlgang | Stärke |
|---|---|---|---|
| | | | |
| | | | |
| | | | |
| | | | |
| | | | |
| | | | |
| | | | |
| | | | |
| | | | |
| | | | |
| | | | |
| | | | |
| | | | |
| | | | |
| | | | |
| | | | |
| | | | |
| | | | |
| | | | |

| Lebensmittel die Beschwerden verursachen | | |
|---|---|---|
| Lebensmittel | Beschwerden | Stuhlgang |
| | | |
| | | |
| | | |
| | | |

Sonstiges: Aktivitäten, Sport, Stress, Tierkontakt, Rauchen, sonstige Belastungen

| Zeit | Nahrungsmittel, Getränke & Naschereien incl. Menge, Zubereitung (roh, gedünstet, gekocht, gebraten, aufgewärmt, geschält), Gewürzen und bei Fertigprodukten die Zutaten. Medikamente, Vitaminpräparate, Nahrungsergänzungsmittel, Probiotika. | Beschwerden<br>welche, wann, Dauer, Schweregrad von 0 (keine) – 10 (sehr stark), Stuhlgang | Stärke |
|---|---|---|---|
| | | | |
| | | | |
| | | | |
| | | | |
| | | | |
| | | | |
| | | | |
| | | | |
| | | | |
| | | | |
| | | | |
| | | | |
| | | | |
| | | | |
| | | | |
| | | | |
| | | | |
| | | | |
| | | | |

| Lebensmittel die Beschwerden verursachen | | |
|---|---|---|
| Lebensmittel | Beschwerden | Stuhlgang |
| | | |
| | | |
| | | |
| | | |

| Sonstiges: Aktivitäten, Sport, Stress, Tierkontakt, Rauchen, sonstige Belastungen |
|---|
| |

Datum: ____________________ Ernährungs-Symptomtagebuch

| Zeit | Nahrungsmittel, Getränke & Naschereien incl. Menge, Zubereitung (roh, gedünstet, gekocht, gebraten, aufgewärmt, geschält), Gewürzen und bei Fertigprodukten die Zutaten. Medikamente, Vitaminpräparate, Nahrungsergänzungsmittel, Probiotika. | Beschwerden<br>welche, wann, Dauer, Schweregrad von 0 (keine) – 10 (sehr stark), Stuhlgang | Stärke |
|---|---|---|---|
| | | | |
| | | | |
| | | | |
| | | | |
| | | | |
| | | | |
| | | | |
| | | | |
| | | | |
| | | | |
| | | | |
| | | | |
| | | | |
| | | | |
| | | | |
| | | | |
| | | | |
| | | | |
| | | | |

| Lebensmittel die Beschwerden verursachen | | |
|---|---|---|
| Lebensmittel | Beschwerden | Stuhlgang |
| | | |
| | | |
| | | |
| | | |

Sonstiges: Aktivitäten, Sport, Stress, Tierkontakt, Rauchen, sonstige Belastungen

Datum: ____________________ Ernährungs-Symptomtagebuch

| Zeit | Nahrungsmittel, Getränke & Naschereien incl. Menge, Zubereitung (roh, gedünstet, gekocht, gebraten, aufgewärmt, geschält), Gewürzen und bei Fertigprodukten die Zutaten. Medikamente, Vitaminpräparate, Nahrungsergänzungsmittel, Probiotika. | Beschwerden<br>welche, wann, Dauer, Schweregrad von 0 (keine) – 10 (sehr stark), Stuhlgang | Stärke |
|---|---|---|---|
| | | | |
| | | | |
| | | | |
| | | | |
| | | | |
| | | | |
| | | | |
| | | | |
| | | | |
| | | | |
| | | | |
| | | | |
| | | | |
| | | | |
| | | | |
| | | | |
| | | | |
| | | | |
| | | | |

| Lebensmittel die Beschwerden verursachen | | |
|---|---|---|
| Lebensmittel | Beschwerden | Stuhlgang |
| | | |
| | | |
| | | |
| | | |

| Sonstiges: Aktivitäten, Sport, Stress, Tierkontakt, Rauchen, sonstige Belastungen |
|---|
| |

Datum: ____________________ 

| Zeit | Nahrungsmittel, Getränke & Naschereien incl. Menge, Zubereitung (roh, gedünstet, gekocht, gebraten, aufgewärmt, geschält), Gewürzen und bei Fertigprodukten die Zutaten. Medikamente, Vitaminpräparate, Nahrungsergänzungsmittel, Probiotika. | Beschwerden<br>welche, wann, Dauer, Schweregrad von 0 (keine) – 10 (sehr stark), Stuhlgang | Stärke |
|---|---|---|---|
| | | | |
| | | | |
| | | | |
| | | | |
| | | | |
| | | | |
| | | | |
| | | | |
| | | | |
| | | | |
| | | | |
| | | | |
| | | | |
| | | | |
| | | | |
| | | | |
| | | | |
| | | | |
| | | | |

Lebensmittel die Beschwerden verursachen

| Lebensmittel | Beschwerden | Stuhlgang |
|---|---|---|
| | | |
| | | |
| | | |
| | | |

Sonstiges: Aktivitäten, Sport, Stress, Tierkontakt, Rauchen, sonstige Belastungen

Datum: ____________________ Ernährungs-Symptomtagebuch

| Zeit | Nahrungsmittel, Getränke & Naschereien incl. Menge, Zubereitung (roh, gedünstet, gekocht, gebraten, aufgewärmt, geschält), Gewürzen und bei Fertigprodukten die Zutaten. Medikamente, Vitaminpräparate, Nahrungsergänzungsmittel, Probiotika. | Beschwerden<br>welche, wann, Dauer, Schweregrad von 0 (keine) – 10 (sehr stark), Stuhlgang | Stärke |
|---|---|---|---|
| | | | |
| | | | |
| | | | |
| | | | |
| | | | |
| | | | |
| | | | |
| | | | |
| | | | |
| | | | |
| | | | |
| | | | |
| | | | |
| | | | |
| | | | |
| | | | |
| | | | |
| | | | |
| | | | |

Lebensmittel die Beschwerden verursachen

| Lebensmittel | Beschwerden | Stuhlgang |
|---|---|---|
| | | |
| | | |
| | | |
| | | |

Sonstiges: Aktivitäten, Sport, Stress, Tierkontakt, Rauchen, sonstige Belastungen

Datum: ____________________ Ernährungs-Symptomtagebuch

| Zeit | Nahrungsmittel, Getränke & Naschereien incl. Menge, Zubereitung (roh, gedünstet, gekocht, gebraten, aufgewärmt, geschält), Gewürzen und bei Fertigprodukten die Zutaten. Medikamente, Vitaminpräparate, Nahrungsergänzungsmittel, Probiotika. | Beschwerden<br>welche, wann, Dauer, Schweregrad von 0 (keine) – 10 (sehr stark), Stuhlgang | Stärke |
|---|---|---|---|
| | | | |
| | | | |
| | | | |
| | | | |
| | | | |
| | | | |
| | | | |
| | | | |
| | | | |
| | | | |
| | | | |
| | | | |
| | | | |
| | | | |
| | | | |
| | | | |
| | | | |
| | | | |
| | | | |

| Lebensmittel die Beschwerden verursachen | | |
|---|---|---|
| Lebensmittel | Beschwerden | Stuhlgang |
| | | |
| | | |
| | | |
| | | |

Sonstiges: Aktivitäten, Sport, Stress, Tierkontakt, Rauchen, sonstige Belastungen

**Nahrungsmittel & Getränke, die gut vertragen werden**

Tragen Sie in diese Liste Nahrungsmittel & Getränke incl. Menge, Zubereitung (roh, gedünstet, gekocht, gebraten, aufgewärmt, geschält), Gewürze, bei Fertigprodukten die Zutaten, Medikamente, Vitaminpräparate, Nahrungsergänzungsmittel und Probiotika ein, die gut vertragen werden.

| Datum | Nahrungsmittel & Getränke | Menge |
|---|---|---|
| 1.1. | Schwarzer Tee mit Milch | 200 ml |
| 1.1. | Joghurt natur (Marke) | 150 g |
| 1.1. | Erdbeermarmelade (Marke) | 1 Teelöffel |
| 1.1. | Toast (Vollkorn) (Marke) | 1 Scheibe |
| 1.1. | Salami, 2 Scheiben (Putensalami, Marke) | 2 Scheiben |
| 1.1. | Karotten, gedünstet | 200 g |
| 1.1. | Probiotikum (Name) | 2 Kapseln |
| 1.1. | Tomate | ca.100 g |
| 1.1. | Mozzarella | ca.100 g |
| 1.1. | Gurke, geschält | 100 g |
| | | |
| | | |
| | | |
| | | |
| | | |
| | | |
| | | |
| | | |
| | | |
| | | |
| | | |
| | | |
| | | |

## Nahrungsmittel & Getränke, die gut vertragen werden

| Datum | Nahrungsmittel & Getränke | Menge |
|---|---|---|
| | | |
| | | |
| | | |
| | | |
| | | |
| | | |
| | | |
| | | |
| | | |
| | | |
| | | |
| | | |
| | | |
| | | |
| | | |
| | | |
| | | |
| | | |
| | | |
| | | |
| | | |
| | | |
| | | |
| | | |
| | | |
| | | |
| | | |
| | | |
| | | |

## Nahrungsmittel & Getränke, die gut vertragen werden

| Datum | Nahrungsmittel & Getränke | Menge |
|---|---|---|
| | | |
| | | |
| | | |
| | | |
| | | |
| | | |
| | | |
| | | |
| | | |
| | | |
| | | |
| | | |
| | | |
| | | |
| | | |
| | | |
| | | |
| | | |
| | | |
| | | |
| | | |
| | | |
| | | |
| | | |
| | | |
| | | |
| | | |
| | | |
| | | |

**Nahrungsmittel & Getränke, die nicht gut vertragen werden**

Tragen Sie in diese Liste Nahrungsmittel & Getränke incl. Menge, Zubereitung (roh, gedünstet, gekocht, gebraten, aufgewärmt, geschält), Gewürze, bei Fertigprodukten die Zutaten, Medikamente, Vitaminpräparate, Nahrungsergänzungsmittel und Probiotika ein, die nicht gut vertragen werden.

| Datum | Nahrungsmittel & Getränke | Menge |
|---|---|---|
| 1.1. | Weizenbier, Alsterbräu | ½ L |
| 1.1. | Kaugummi (Sorbit?) | 3 Stück |
| | | |
| | | |
| | | |
| | | |
| | | |
| | | |
| | | |
| | | |
| | | |
| | | |
| | | |
| | | |
| | | |
| | | |
| | | |
| | | |
| | | |
| | | |
| | | |
| | | |
| | | |
| | | |

## Nahrungsmittel & Getränke, die nicht gut vertragen werden

| Datum | Nahrungsmittel & Getränke | Menge |
|---|---|---|
| | | |
| | | |
| | | |
| | | |
| | | |
| | | |
| | | |
| | | |
| | | |
| | | |
| | | |
| | | |
| | | |
| | | |
| | | |
| | | |
| | | |
| | | |
| | | |
| | | |
| | | |
| | | |
| | | |
| | | |
| | | |
| | | |
| | | |
| | | |
| | | |

## Nahrungsmittel & Getränke, die nicht gut vertragen werden

| Datum | Nahrungsmittel & Getränke | Menge |
|---|---|---|
| | | |
| | | |
| | | |
| | | |
| | | |
| | | |
| | | |
| | | |
| | | |
| | | |
| | | |
| | | |
| | | |
| | | |
| | | |
| | | |
| | | |
| | | |
| | | |
| | | |
| | | |
| | | |
| | | |
| | | |
| | | |
| | | |
| | | |
| | | |
| | | |

**Nahrungsmittel & Getränke, die wechselnd gut oder nicht gut vertragen werden**

Tragen Sie in diese Liste Nahrungsmittel & Getränke incl. Menge, Zubereitung (roh, gedünstet, gekocht, gebraten, aufgewärmt, geschält), Gewürze, bei Fertigprodukten die Zutaten, Medikamente, Vitaminpräparate, Nahrungsergänzungsmittel und Probiotika ein, die wechselnd gut oder nicht gut vertragen werden.

| Datum | Nahrungsmittel & Getränke | Menge |
|---|---|---|
| | | |
| | | |
| | | |
| | | |
| | | |
| | | |
| | | |
| | | |
| | | |
| | | |
| | | |
| | | |
| | | |
| | | |
| | | |
| | | |
| | | |
| | | |
| | | |
| | | |
| | | |
| | | |
| | | |

**Nahrungsmittel & Getränke, die wechselnd gut oder nicht gut vertragen werden**

| Datum | Nahrungsmittel & Getränke | Menge |
|---|---|---|
| | | |
| | | |
| | | |
| | | |
| | | |
| | | |
| | | |
| | | |
| | | |
| | | |
| | | |
| | | |
| | | |
| | | |
| | | |
| | | |
| | | |
| | | |
| | | |
| | | |
| | | |
| | | |
| | | |
| | | |
| | | |
| | | |
| | | |
| | | |

## Listen von Nahrungsmitteln, die auf verschiedene Intoleranzen hinweisen können

Diese Listen sind keine vollständigen Listen sondern Listen von Nahrungsmitteln, die bei den einzelnen Unverträglichkeiten oftmals besonders schlecht vertragen werden und die bei der Suche nach eigenen Unverträglichkeiten hilfreich sein können.

### Laktose

Bei einer Laktoseintoleranz werden häufig schlecht vertragen:

| Produkt | Laktosegehalt je 100 g | mögliche Testmahlzeit |
|---|---|---|
| Kondensmilch | 55-60 g | 2 Esslöffel |
| Dickmilch | 14 g | 150 g |
| Vollmilchschokolade | 9-11 g | 1 Tafel |
| Schmelzkäse | 6-7 g | 100 g |
| Sahneeis | 6-9 g | 150 g |
| Vollmilch | 5 g | 2 Gläser |
| Molke | 5 g | 2 Gläser |

### Fruktose

Bei der intestinalen Fruktoseintoleranz werden häufig schlecht vertragen:

| Produkt | Fruktosegehalt je 100 g | mögliche Testmahlzeit |
|---|---|---|
| Diabetikerschokolade | 50-55 g | 1 Tafel |
| Honig | 36-40 g | 50 g |
| Rosinen | 34 g | 100 g |
| Apfel, getrocknet | 34 g | 100 g |
| Quittengelee | 18 g | 50 g |
| Zwetschge, getrocknet | 12 g | 100 g |
| Apfelmus | 7,5 g | 50 g |
| Apfelsaft | 7 g | 2 Gläser |

## Sorbit

Bei einer Sorbitintoleranz werden häufig schlecht vertragen:

| **Produkt** | **Sorbitgehalt je 100 g** | **mögliche Testmahlzeit** |
|---|---|---|
| Diabetikersüßigkeiten | bis zu 95 g | 50 g |
| Diabetikermarmelade | bis zu 11 g | 25 g |
| Birne, getrocknet | 11 g | 50 g |
| Pflaumenmus | 6 g | 100 g |
| Sorbit / Kaugummi | variabel | 5 – 10 Streifen |
| Minz-Lutschpastillen | | |
| Aprikose, getrocknet | 5 g | 100 g |
| Apfel, getrocknet | 3,5 g | 150 g |

## Trehalose

Bei der Trehaloseintoleranz werden häufig schlecht vertragen:

| **hoher Gehalt an Trehalose** |
|---|
| Pilze |

## Fruktane/Fruktooligosaccharide

Bei der Fruktan-/Fruktooligosaccharidintoleranz werden häufig schlecht vertragen:

| **hoher Gehalt an Fruktanen/Fruktooligosacchariden** |
|---|
| Brot, Nudeln, Cerealien, Zichorienkaffee |
| Pfirsich, Kaki, Nektarine, Wassermelone |
| Cashewkerne, Kichererbsen, Linsen, Topinambur |
| Inulin, Oligofruktose |

## Galaktane/Galaktooligosaccharide

Bei der Galaktan-/Galaktooligosaccharidintoleranz werden häufig schlecht vertragen:

| **hoher Gehalt an Galaktanen/Galaktooligosacchariden** |
|---|
| Bohnen, Kichererbsen, Linsen |

## Gluten

Bei der Gluten-/Weizensensitivität werden häufig schlecht vertragen:

| **hoher Gehalt an Gluten** |
|---|
| Baguette, Brötchen hell, Ciabatta, Weißbrot |
| Weizenbrot, Weizentoast, Weizennudeln |
| Weißbier |

## Histamin

Der Histamingehalt von Lebensmitteln ist schwankend und hängt stark vom Frischegrad der Lebensmittel ab. Bei einer Histaminintoleranz werden Lebensmittel mit einem hohen Histamingehalt und Lebensmittel die eine Histaminfreisetzung verursachen (Histaminliberatoren) häufig schlecht vertragen:

| **hoher Histamingehalt** | **Histaminliberatoren** |
|---|---|
| Thunfisch | Ananas |
| Bier (obergärig, Weizenbier) | Tomaten |
| Rotwein, Sekt | Schokolade, Kakao |
| Camembert, Brie | Zitrusfrüchte |
| Aceto Balsamico | Kiwi |
| Sauerkraut | Meeresfrüchte |
| Sardellen | Glutamat |
| | Erdbeeren |

### Salizylate

Der Salizylatgehalt von Lebensmitteln ist sehr variabel. Bei der Salizylatintoleranz werden oft schlecht vertragen:

| **hoher Gehalt an Salizylaten** |
| --- |
| getrocknetes Obst |
| Apfel – Aprikose - Erdbeere – Johannisbeeren - Zitrusfrüchte |
| Champignon - Paprika - Tomate |
| Mandeln |
| Lakritz |
| Wurstwaren |
| Hefeextrakt, Senf |
| Aspirin |

### biogene Amine

Biogene Amine entstehen bei der Lebensmittelreifung aus Eiweißen und sind in der entstehenden Menge sehr variabel. Im Prinzip gilt, je reifer das Nahrungsmittel, desto höher ist der Gehalt an biogenen Aminen, je frischer das Nahrungsmittel, desto niedriger ist der Gehalt an biogenen Aminen. Bei einer Intoleranz gegenüber biogenen Aminen werden oft schlecht vertragen:

| **hoher Gehalt an biogenen Aminen** |
| --- |
| Käse |
| Wein, Bier |
| Schokolade |
| Ananas – Bananen - Orangen |
| Soja |
| Hefeextrakt |
| Fleischwaren |
| Tomaten, Ketchup |
| Nüsse |
| Sauerkraut |

## Pseudoallergene (Mastzellen)

Pseudoallergene sind Substanzen die zu einer Freisetzung von Botenstoffen aus Abwehrzellen (Mastzellen) führen und allergieähnliche Symptome entstehen lassen. Bei den meisten Pseudoallergenen handelt es sich um Lebensmittelzusatzstoffe, so dass eine Beschäftigung mit den Lebensmittelzusatzstoffen erforderlich ist. Bei einer Sensitivität gegenüber Pseudoallergenen werden oft schlecht vertragen:

| Pseudoallergen | unter anderem enthalten in |
|---|---|
| Konservierungsstoffe E200-E299 und E1105 | fast allen industriell gefertigten Lebensmitteln |
| Emulgatoren E322, E400- E495 | Fertigsaucen, Salatdressings |
| Säuerungsmittel E300-E385 | fast allen industriell gefertigten Lebensmitteln |
| Farbstoffe, E 100-E180 | vielen industriell gefertigten Lebensmitteln |
| Lektine | Bohnen (besonders roh) |
| Sulfite, E150 und E220-E228 | Wein, Trockenobst, Chips, getrocknete Fleisch-/Fischwaren |

## „Schwarmintelligenz"

Manche Nahrungsmittel sind ohne weitere Ursache nicht so gut verträglich. In der folgenden Liste sind die Lebensmittel aufgelistet, die bei mehr als 15% Intoleranz-Beschwerden verursachen.

| Prozent | Nahrungsmittel |
|---|---|
| >30% | Kohl, Bohnen, Hülsenfrüchte, stark gewürzte Speisen, Gebratenes |
| >20% | fette Speisen, frittierte Speisen, Zwiebeln, Gurkensalat, Kohlensäure-haltige Getränke |
| >15% | Kaffee, Nüsse, Orangensaft, Milch, Käse, Paprika, Sauerkraut |